DES

TUMEURS FIBRO-PLASTIQUES

ENVISAGÉES PRINCIPALEMENT

AU POINT DE VUE DE LEUR GÉNÉRALISATION

PAR

Henri MARTIN

DOCTEUR EN MÉDECINE DE LA FACULTÉ DE PARIS

ANCIEN EXTERNE DES HOPITAUX

(Médaille de bronze)

PARIS

ALPHONSE DERENNE

52, Boulevard Saint-Michel, 52

1883

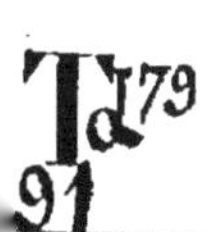

DES

TUMEURS FIBRO-PLASTIQUES

ENVISAGÉES PRINCIPALEMENT

AU POINT DE VUE DE LEUR GÉNÉRALISATION

PAR

Henri MARTIN

DOCTEUR EN MÉDECINE DE LA FACULTÉ DE PARIS

ANCIEN EXTERNE DES HOPITAUX

(Médaille de bronze)

—————◦◦◦—————

PARIS

ALPHONSE DERENNE

52, Boulevard Saint-Michel, 52

1883

A LA MÉMOIRE DE MON PÈRE

MON PREMIER MAITRE

A LA MÉMOIRE DE MA MÈRE

A LA MÉMOIRE DE MON FRÈRE

A MA FEMME

A MES AMIS

DES TUMEURS FIBRO-PLASTIQUES

ENVISAGÉES PRINCIPALEMENT

AU POINT DE VUE DE LEUR GÉNÉRALISATION

INTRODUCTION

Les tumeurs fibro-plastiques ont été le sujet de nombreuses observations, néanmoins il existe certains phénomènes de leur évolution clinique qui n'ont pas encore été complètement élucidés; aussi nous nous proposons dans ce travail, tout en faisant une étude générale de ces tumeurs, d'insister tout particulièrement sur les points qui sont encore enveloppés d'obscurité et notamment sur leur généralisation.

Nous diviserons notre travail en neuf parties et nous étudierons successivement :

1° L'historique de la question ;

2° L'anatomie pathologique et la structure microscopique des productions fibro-plastiques ;

3° Leur étiologie ;

4° Leurs symptômes et leur marche clinique ;

5° Nous consacrerons un chapitre aux complications de ces tumeurs, en ayant soin d'insister sur le point de leur histoire qui nous paraît le plus intéressant et qui fait le sujet principal de notre thèse, c'est-à-dire leur généralisation ;

6° Nous passerons ensuite au diagnostic, en nous attachant à différencier ces productions d'avec certaines tumeurs qui peuvent donner lieu à des confusions ;

7° Le pronostic sera l'objet d'un chapitre spécial ;

8° Nous parlerons des différents modes de traitement applicables à cette affection ;

9° Enfin nous poserons les conclusions de notre travail et nous terminerons en rapportant deux exemples rares et tout-à-fait remarquables, de généralisation de ces tumeurs.

HISTORIQUE

L'histoire des tumeurs fibro-plastiques comprend deux périodes très distinctes. Dans la première on confond sous le nom de tumeurs charnues, des productions d'une structure anatomique très différente. Cette confusion s'explique très bien du reste, si l'on pense que les médecins et chirurgiens de l'antiquité étaient tout-à-fait dépourvus des notions indispensables fournies par l'anatomie pathologique et le microscope.

Quoi qu'il en soit, on ne saurait douter que ces tumeurs aient été observées de tout temps : Celse décrit sous le nom de stéatomes des productions présentant les caractères cliniques des sarcomes. Galien désigne sous le nom de sarcome, l'excroissance charnue contre nature qui se produit dans la cavité nasale, et il remarque expressément que cette catégorie comprend aussi les polypes. En général, cette manière de voir s'est conservée jusque dans les temps modernes. La plupart des chirurgiens se sont décidés à admettre que les fongus et les sarcomes étaient identiques. Nous trouvons dans le chapitre qu'Ambroise Paré consacre aux tumeurs en général, les lignes suivantes : « Le sarcome, autrement dit fungus, est une excroissance de chair, qui vient de l'aliment propre de la partie où elle nait et non de la fluxion d'humeur des autres parties. Si cette chair n'est réprimée, elle s'augmente beaucoup et souvent produit des tuyaux ayant forme de veines et artères, par lesquels elle prend nourriture et accroissement comme l'on voit aux loupes ». Au xviiie siècle, les chirurgiens essaient une classification des tumeurs ; c'est ainsi que Saviard (1702), Boerhave (1751), Heister (1750), décrivent comme sarcomes des tumeurs fibreuses de l'utérus ou des ostéo-sarcomes. En 1804, Boyer désigne sous le nom de squirrhe, d'encéphaloïde enkysté, certaines tumeurs qui n'étaient pas autre chose que des tumeurs fibro-plastiques.

A une époque plus rapprochée de nous, Abernethy (1809), introduit le terme générique de sarcome dans la classification qu'il tente d'établir à son tour, classification qui devait reposer sur la connaissance exacte de la nature des tumeurs. Sous cette influence, dit Virchow, on arrive à ranger dans la catégorie des sarcomes presque tout ce qui n'avait pas une nature cystique, ce qui ne présentait pas une dureté extraordinaire et ce qui ne se distinguait pas par une disposition particulière à l'ulcération et aux douleurs ; donc tout ce qu'on n'appelait pas kyste, stéatome, exostose ou carcinome. Mais bientôt, par suite de l'acception trop générale du mot sarcome, il en résulte une confusion dans le langage, telle qu'on s'aperçoit de la nécessité d'employer des noms différents pour désigner les diverses espèces de tumeurs comprises sous cette dénomination. Les tumeurs fibro-plastiques vont bientôt entrer dans une nouvelle phase.

Avec Lebert commence la deuxième période. C'est à lui en effet que revient la gloire d'avoir déterminé la nature des tumeurs fibro-plastiques. Pour la première fois alors, les tumeurs furent classées méthodiquement, et loin de laisser le côté clinique il sut lui assigner une place importante à côté de l'étude anatomique et microscopique. Cet auteur distingue en deux classes les tumeurs que l'on rencontre dans le corps humain :

1° Les unes homœomorphes, c'est-à-dire formées de tissus ayant leurs analogues dans l'économie soit transitoirément, soit définitivement.

2° Les autres hétéromorphes formées d'éléments sans analogues dans l'économie. Les tumeurs fibro-plastiques furent rangées dans la première classe, mais à leur tour elles furent subdivisées en trois variétés : 1° Le tissu fibro-plastique d'origine imflammatoire ; 2° l'hypertrophie fibro-plastique ; 3° la formation fibro-plastique autogène et essentielle.

A cette époque, Lebert avait cru pouvoir affirmer la bégnité de ces tumeurs, mais aujourd'hui il est reconnu d'une façon indiscutable et il le reconnut plus tard lui-même qu'elles confinent pour ainsi dire aux tumeurs dites bénignes et dites malignes. Dès ce moment l'attention est éveillée et les travaux microscopiques sont poussés avec ardeur. Chassaignac en 1850, Larrey en 1851 publient des cas de tumeurs fibro-plastiques. En 1850, Broca établit nettement la distinction qui existe entre les cancers et les fibro-plastiques. En 1852, Lebert fait paraître un mémoire sur les productions fibro-plastiques accidentelles et les tumeurs fibro-plastiques. Vers le même époque des observations de récidive et de généralisation de la fibro-plastie donnent encore lieu à des discussions mémorables. Enfin les travaux de Verneuil, Follin, Robin et Ordonez en France, Paget en Angleterre, Virchow en Allemagne viennent encore étendre le champ des connaissances acquises. Telles sont en résumé les diverses phases de l'historique des tumeurs' fibro-plastiques, mais avant d'aller plus loin nous pensons qu'il est utile de donner la définition des sarcomes pro- posée par Cornil et Rauvier, et nous désignerons avec eux sous ce nom : « des tumeurs constituées par du tissu embryonnaire pur ou subissant une des premières modifications qu'il présente pour devenir un tissu adulte. » Il résulte de cette définition que nous adoptons, que la tumeur fibro-plastique n'est qu'une variété des sarcomes en général.

ANATOMIE PATHOLOGIQUE

Les tumeurs fibro-plastiques peuvent se développer en des régions variées. Assez souvent elles prennent naissance sur d'anciennes cicatrices et dans ce cas on les désigne sous le nom de kéloïdes. La peau et le tissu cellulaire sous-cutané sont leur siège d'élection, mais elles se montrent fréquemment aussi dans les aponévroses, les muscles, les glandes mammaires, parotides et testiculaires. On les observe encore dans le système osseux où elles peuvent avoir deux points de départ : le périoste ou bien le centre des os ; enfin, on les rencontre quelquefois dans les poumons, le foie, les méninges et les autres viscères.

La physionomie que revêtent les tumeurs fibro-plastiques varie suivant la région qu'elles occupent. Généralement elles ont une forme arrondie, et leur surface est lisse ou lobulée. Leur volume peut varier de la grosseur d'un pois à celle d'une tête d'adulte en passant par tous les intermédiaires ; généralement c'est aux dépens du périoste que se sont développées celles qui prennent un accroissement considérable. D'une consistance en général élastique, elles donnent quelquefois au doigt une véritable sensation de fluctuation, ce qui tient à quelques différences dans leur constitution histologique. Dans les os, elles acquièrent parfois une dureté considérable. Presque toujours la peau qui les recouvre conserve son intégrité, sa souplesse naturelle, néanmoins on peut voir se produire des adhérences et même des ulcérations, mais ces cas ne sont pas les plus communs. Les limites de la tumeur sont tantôt nettement circonscrites, tantôt diffuses ; une gaîne de tissu fibreux contenant souvent un grand nombre de vaisseaux entoure ces tumeurs et facilite leur énucléation. Sur une coupe pratiquée en travers, on reconnaît un tissu gris-blanchâtre, plus ou moins rosé suivant le nombre de vaisseaux contenus dans la tumeur, présentant des tourbillons semblables à ceux que l'on observe sur la coupe des myômes utérins, tourbillons séparés par des tractus longitudinaux qui les entourent. Le tissu fibro-plastique n'étant que le développement du tissu connectif, on y trouve à l'examen microscopique tous les éléments caractéristiques de ce tissu. Ces éléments sont de plusieurs ordres ; ce sont : 1° Des cellules allongées en forme de fuseau d'où le nom de sarcomes fuso-cellulaires sous lequel ont été désignées les tumeurs qui les renferment. Les cellules fusiformes ont des dimensions très variables. D'après Cornil et Ranvier, elles ont en moyenne de 15μ à 30μ de longueur, mais elles peuvent atteindre des dimensions allant jusqu'à 100μ.

C'est sur ces dimensions extrêmes qu'est basée la classification de Rindfleisch. Il n'est pas indifférent du reste d'apprécier exactement la longueur de ces cellules, car on a constaté que le pronostic de ces tumeurs est bien plus favorable lorsqu'on se trouve en présence de grandes cellules que quand on affaire à des cellules de petite dimension. Chaque cellule renferme en outre un ou plusieurs noyaux ovoïdes. On rencontre également des éléments cellulaires à noyaux multiples appelés cellules mères par Müller et désignés par Robin sous le nom de myéloplaxes. Enfin on trouve aussi un certain nombre de cellules rondes. Les vaisseaux souvent dilatés et variqueux ou anévrysmatiques ont leurs parois formées par du tissu embryonnaire. Ils déterminent quelquefois par leur rupture des hémorrhagies interstitielles. Leur direction est la même que celle des cellules, c'est-à-dire qu'ils sont tantôt parallèles. tantôt entrecroisés. La constitution de la tumeur est très simple. Les éléments présentent une disposition telle que la partie renflée d'une cellule répond à la portion effilée d'une cellule voisine. La masse compacte de ces cellules parallèles forme par suite de véritables faisceaux. Enfin pour terminer ce qui a trait à l'anatomie pathologique nous devons ajouter que ces tumeurs sont susceptibles de subir la dégénérescence graisseuse, l'infiltration calcaire et la transformation en kystes sanguins d'une partie de la tumeur, phénomènes dus à des modifications de nutrition des éléments.

ETIOLOGIE

Les tumeurs fibro-plastiques peuvent se rencontrer à tous les âges, chez le fœtus comme chez l'adulte, mais c'est entre 25 et 30 ans qu'on les observe le plus habituellement. Cette affection se développe aussi fréquemment chez l'homme que chez la femme avec cette différence que le sarcôme fasciculé des parties molles est plus commun chez cette dernière. Quant aux climats, leur influence n'a été notée que sur le développement des tumeurs fibro-plastiques de la peau, les kéloïdes que l'on observe plus fréquemment dans les pays chauds. La question de l'hérédité n'est pas encore tranchée d'une façon définitive, car peu d'observations mentionnent l'état de santé des parents ; toutefois, nous ne sommes pas éloigné de croire que la diathèse cancéreuse des parents peut déterminer chez les enfants le développement des affections sarcomateuses. Quand il s'agit de déterminer quelle est la cause directe qui a présidé à la production des tumeurs fibro-plastiques, l'embarras est grand, l'étiologie étant pleine d'obscurité. On a prétendu qu'elles paraissaient se développer dans bien des cas à la suite de contusions, de chutes, de pressions répétées, mais ici comme pour toutes les autres tumeurs, les malades assignent bien souvent sans raison une cause traumatique au développement des néoplasmes dont ils sont porteurs. On a aussi accusé la diathèse syphilitique, la diathèse strumeuse, mais l'observation prouve que ces tumeurs ne se montrent pas plus fréquemment chez les individus entachés de syphilis ou de scrofule que chez ceux qui en sont indemnes. Nous pouvons dire cependant qu'il existe des cas incontestables où l'on a vu ces tumeurs se développer sur des points soumis à des frottements répétés ou naître au niveau de verrues, de taches de naissance.

Il résulte de cet exposé que dans l'état actuel de la science, il est impossible dans bien des circonstances d'assigner aucune origine certaine aux tumeurs fibro-plastiques.

SYMPTOMES ET MARCHE

La symptomatologie de ces tumeurs pouvant varier suivant les régions atteintes, il en résulte qu'il est difficile de de donner une description complète des symptômes qu'elles présentent. Nous insisterons toutefois sur les sarcomes sous-cutanés parce qu'ils sont plus accessibles à l'observation.

Souvent l'apparition de ces tumeurs est annoncée par des prodromes lointains consistant en douleurs vagues que l'on met sur le compte du rhumatisme. Ce n'est que par hasard que le malade constate l'existence d'une ou plusieurs tumeurs dont le volume atteint à peine la grosseur d'une noisette et dont on cherche mais en vain à rapporter l'origine à une cause certaine. L'augmentation de volume se fait avec lenteur dans les premiers temps, surtout, mais si elles viennent à subir une violence extérieure quelconque on les voit prendre un accroissement rapide. Presque toujours indolentes lors même qu'elles ont acquis un volume considérable, ce n'est qu'exceptionnellement qu'elles deviennent le siège d'élancements. La palpation ne détermine généralement aucune réaction douloureuse et s'il existe des troubles fonctionnels ils tiennent ordinairement à une gêne locale en rapport avec la région envahie. Leur volume, nous l'avons vu, varie depuis celui d'un pois ou d'une aveline jusqu'aux dimensions du poing ou même d'une tête d'adulte. Dans la plupart des cas, la tumeur est lisse ou lobulée faisant sous la peau une saillie plus ou moins considérable. La main qui l'explore éprouve une sensation de consistance élastique assez ferme mais pouvant quelquefois aller jusqu'à la fluctuation. Tantôt la peau présente son aspect normal, tantôt elle est sillonnée de veines bleuâtres qui serpentent au niveau et à la périphérie de la tumeur. Rarement pédiculées, les fibro-plastiques sont le plus habituellement mobiles, néanmoins il est des cas où elles présentent des adhérences soit à leur partie superficielle, soit à leur partie profonde. Quand elles ont pris naissance dans le périoste il est impossible de leur faire subir le moindre déplacement et l'on sent une masse souvent volumineuse faisant corps avec l'os.

Bien rarement les ganglions sont pris et si leur engorgement vient à se produire, il est exceptionnellement de nature sarcomateuse.

Quant aux symptômes généraux, ils sont souvent nuls ; le mal peut exister localement pendant des années sans trouble quelconque de la santé générale, mais cette bénignité n'existe pas toujours et on voit arriver les malades à un état cachectique qui pourrait de prime abord faire penser à une affection cancéreuse. La marche de la maladie est le plus ordinairement d'une lenteur excessive. Ces tumeurs suivent une marche progressive, mais dans quelques cas on les voit soit rétrocéder, soit rester stationnaires et exceptionnellement disparaître.

Tel est dans son ensemble le tableau symptomatologique et la marche des tumeurs fibro-plastiques ; nous allons maintenant examiner quelles peuvent en être les complications.

COMPLICATIONS

Au nombre des phénomènes qui peuvent modifier la marche des tumeurs fibro-plastiques, nous devons citer :

1° L'inflammation ;

2° La gangrène ;

3° La récidive ;

4° La généralisation.

Inflammation. — Elle peut se développer dans ces productions morbides comme dans tous les tissus vasculaires et plus leur vascularité sera grande, plus intense sera également l'inflammation. Quand elle se produit, on voit la peau se détruire et donner lieu à des ulcères sanieux qui n'ont aucune tendance à la cicatrisation ; toutefois, il est bon de dire que l'on n'observe cette complication malheureuse que quand les tumeurs atteignent des dimensions considérables ou bien qu'elles ont été le siège de quelque traumatisme.

Gangrène. — Quelquefois la gangrène envahit ces tumeurs soit spontanément, soit consécutivement à l'inflammation. Cet accident rare, il est vrai, doit cependant entrer en ligne de compte relativement au pronostic.

Récidive. — Les tumeurs fibro-plastiques sont très sujettes à récidive, cependant il ne faut pas aller jusqu'à nier la possibilité d'une guérison complète après une première ablation. La récidive peut, suivant Broca, s'effectuer par repullulation ou par continuation. La première se pro-

duit quand la tumeur ayant été complètement extirpée on
en voit naître une autre sur des organes voisins ou éloignés
et la seconde quand des parcelles de tissu morbide ont été
laissées après l'ablation au milieu de tissus sains ; ce dernier mode de reproduction est de beaucoup le plus fré-
quent. Le temps que mettent à évoluer ces nouvelles tumeurs varie beaucoup. Quelquefois elles ont une marche
plus rapide que la tumeur primitive elle-même, dans
d'autres cas leur apparition peut être retardée pendant de
longues années ; le plus souvent elle a lieu un an ou deux
après leur ablation. Ces récidives se multiplient parfois in-
définiment sans aucun trouble de la santé générale ; mais
on remarque toutefois que les tumeurs récidivées ont une
tendance à devenir de plus en plus embryonnaires, et par
cela même à précipiter leur marche.

GÉNÉRALISATION

Bien que la généralisation des tumeurs fibro-plastiques ne soit pas à beaucoup près aussi fréquente que la récidive, elle n'en constitue pas moins la complication la plus redoutable. Pendant longtemps cette question a été un sujet de controverse, et c'est précisément sur ce caractère que se basaient les chirurgiens qui ne voulaient pas séparer ces produits des cancers. La généralisation peut s'effectuer à une époque plus ou moins rapprochée du début de l'affection. La plupart du temps elle est consécutive à une récidive, mais d'autres fois elle survient d'emblée. Le système veineux est la voie par laquelle se propage l'affection. Cette opinion s'appuie sur des cas incontestables où l'on a trouvé de grosses veines telles que la veine cave et la veine fémorale envahies par le néoplasme. Nous ne voulons pas dire cependant que la généralisation ne puisse s'effectuer par le système lymphatique, mais c'est l'exception.

La généralisation des tumeurs fibro-plastiques peut jusqu'à un certain point être comparée à la généralisation carcinomateuse. En effet, elle ne s'effectue pas sans causer de troubles généraux, tels que perte des forces, vomissements, diarrhée, inappétence, et des troubles locaux en rapport avec les organes envahis. Ce qui les distingue l'une de l'autre, c'est que la généralisation des fibro-plastiques est à peu près compatible avec l'existence tant qu'elles n'apportent pas une gêne mécanique à la fonction d'un organe essentiel, tandis que la généralisation du cancer est ordinairement précédée de l'infection générale de l'organisme, infection qui peut tuer par elle-même avant tout développement de tumeurs secondaires. De plus, l'immunité presque absolue des ganglions lymphatiques dans la généralisation des fibro-plastiques vient encore apporter une nouvelle ligne de démarcation entre l'affection carcinomateuse et l'affection fibro-plastique.

Comment pouvons-nous expliquer la généralisation de ces tumeurs ? C'est une question qui n'est pas encore résolue d'une façon définitive, aussi nous contenterons-nous d'exposer les opinions des différents auteurs à ce sujet : « Pour Virchow, le transport du germe de la maladie se fait par le sang. »

Pour Broca, la théorie qui lui paraît la plus soutenable est celle de la diathèse. Quant à M. Robin, il considère la généralisation comme un trouble de nutrition. Voici quelle est son opinion à ce sujet : « Quand, dit-il, un produit pathologique se généralise, ce n'est pas une propriété nouvelle qui entre en jeu mais seulement une extension, un degré plus avancé ou une manifestation progressive de la perturbation de la nutrition qui est la condition de l'hypergénèse et des troubles du développement des fibres, cellules. Telles sont les principales théories émises pour expliquer le mode de généralisation de ces tumeurs.

La généralisation des fibro-plastiques offre une marche clinique assez variée. Le plus souvent elle affecte une forme lente, chronique et ce n'est qu'après des récidives multiples qu'on voit la métastase se produire dans les viscères.

D'autres fois, mais le plus rarement, elle présente une

évolution des plus rapides accompagnée de fièvre, d'augmentation des globules blancs du sang, accidents qui peuvent amener la mort du malade en deux ou trois mois.

La généralisation peut passer assez longtemps inaperçue mais c'est l'exception. Ordinairement elle est annoncée par une diminution des forces, la pâleur de la face, des vomissements et de la diarrhée. Bientôt il survient de la dyspnée, des douleurs dans les côtés du thorax s'accompagnant de toux et d'expectoration sanguinolente et on est tout surpris de trouver soit une pleurésie, soit une péricardite reconnaissant pour cause la production de noyaux métastatiques dans les plèvres et le péricarde. On peut observer également de l'ascite et de l'œdème des extrémités inférieures causés par le développement des néoplasmes dans le foie et les reins. Il survient parfois de véritables rémissions de durée variable qui pourraient donner lieu à de trompeuses espérances, mais le malade ne tarde pas à tomber de nouveau dans un état hectique s'accompagnant de poussées douloureuses du côté des tumeurs et la mort vient mettre un terme à cette cachexie.

Enfin avant de terminer ce qui a trait à la généralisation, nous devons nous poser la question suivante : « Peut-on éviter cette complication ? Nous répondrons que dans une certaine mesure la guérison locale peut mettre à l'abri d'une généralisation ultérieure mais il ne faut pas oublier que l'extirpation de la tumeur doit être faite de très bonne heure ; toute la difficulté consistera à savoir reconnaître si la généralisation ne s'effectue pas silencieusement au moment où l'on se décide à intervenir. Il existe cependant deux caractères qui permettent de pressentir qu'elle est imminente, c'est l'adhérence de la tumeur aux tissus voisins et la perforation de la loge qui la contient.

Si donc on se trouve en présence d'une production fibro-plastique présentant ces deux signes, il faudra opérer sous peine de voir la généralisation se produire dans un espace de temps très limité.

DIAGNOSTIC

Il n'existe pas de signe particulier permettant de faire le diagnostic des tumeurs fibro-plastiques ; c'est par un ensemble de caractères que l'on arrive à préciser leur nature, aussi est-il indispensable d'avoir présents à l'esprit leurs principaux symptômes pour ne pas s'exposer à commettre des erreurs de diagnostic. On sera cependant fondé à croire à l'existence d'une production fibro-plastique quand on trouvera un néoplasme développé dans l'épaisseur d'une aponévrose, d'un tissu fibreux quelconque et qu'il présentera les conditions de consistance et de formes propres au sarcôme. Il en sera de même si l'on a affaire à une tumeur dont la marche a été très lente, sans retentissement ganglionnaire et sans altération de la santé générale. De même, on aura de grandes chances de ne pas se tromper en pensant à une tumeur fibro-plastique si cette dernière occupe l'épaisseur d'un muscle, car les néoplasmes que l'on trouve le plus fréquemment dans le tissu musculaire sont de nature sarcomateuse. Tels sont les principaux signes qui peuvent mettre sur la voie du diagnostic ; mais comme on trouve assez souvent des productions qui présentent des analogies frappantes avec les tumeurs fasciculées nous pensons qu'il est indispensable d'en préciser davantage les caractères différentiels.

Il existe un certain nombre de tumeurs que l'on peut confondre avec les fibro-plastiques. Ce sont : les gommes syphilitiques, les névromes, les chondromes, lés lipomes, les fibromes, le mycosis fongoïde et enfin le cancer.

Les gommes syphilitiques sous-cutanées peuvent facilement en imposer pour des sarcomes fasciculés, mais on aura alors pour se guider les commémoratifs (roséole, chancre) et la marche de ces tumeurs gommeuses qui se distinguent toujours et essentiellement, par l'ensemble de leur évolution. Il ne faudra pas oublier non plus, si l'on est dans le doute, de soumettre le malade au traitement ioduré qui, sans effet, ou du moins sans effet rapide sur les tumeurs fibro-plastiques, exerce sur les gommes une action résolutive d'une activité surprenante.

Les névromes ont été quelquefois confondus avec les sarcomes fasciculés, mais les premiers sont généralement plus petits, et ils déterminent, presque toujours, des douleurs atroces dans le nerf sur le trajet duquel ils sont placés. Da reste, l'ablation de la tumeur qui est le seul mode de traitement, vient dissiper le doute, s'il a existé un moment.

Les chondromes des os peuvent faire croire à un sarcome, mais en général la consistance des chondromes n'est pas égale partout.

Les lipomes présentent certains points d'analogie avec les tumeurs fibro-plastiques ; ils se développent lentement, et donnent au palper la sensation de lobules, de fausse fluctuation, mais ils s'en distinguent par leur consistance beaucoup plus molle, par l'absence d'adhérences et d'ulcération à la peau ; enfin il faut tenir compte de leur siège de prédilection qui est presque toujours le tronc.

Il est quelquefois bien difficile de différencier cliniquement, les fibromes et les fibro-plastiques. On reconnaît les

premiers à leur consistance très dure, à leur formes arrondies, à leur développement d'une lenteur extrême et à leur
manque de réaction sur la santé générale. Néanmoins il
existe des cas, et notre excellent maître le Dr Guibout en a
rapporté un exemple remarquable (Leçons cliniques sur les
maladies de la peau), où le développement excessif de ces
tumeurs conduisant à la cachexie, le diagnostic différentiel ne
peut être fait avec certitude qu'après l'examen anatomique.

Le mycosis fongoïde surtout quand il est généralisé pourrait à sa troisième période être confondu avec le sarcome
fasciculé. Il se présente en effet sous forme de tumeurs
orbiculaires, hémisphériques, du volume d'un pois ou d'un
œuf de poule et dont la consistance est ferme, élastique,
symptômes communs avec les sarcomes sous-cutanés. Mais
il en diffère entièrement par la marche de l'affection. En
interrogeant le malade on apprendra que l'apparition de
ces tumeurs a été précédée de taches rouges qui à un certain moment sont devenues saillantes, on notera l'augmentation constante du volume des ganglions lymphatiques,
enfin on pourra observer ultérieurement la rétrocession
partielle ou totale de ces tumeurs qui souvent s'effacent en
quelques semaines sans laisser de traces : tous ces signes
réunis permettront de faire le diagnostic différentiel.

Les petits sarcomes de la peau peuvent être pris pour
des épithéliomas, cependant quand on a affaire à un sujet
jeune, il est probable que l'on se trouve en présence d'une
production sarcomateuse.

Il nous reste parmi les tumeurs solides à faire le diagnostic avec le cancer. Bien souvent le cancer est hérédi-
taire. Marchant avec une rapidité foudroyante, il envahit

les ganglions, gagne les tissus voisins, détermine des douleurs atroces, altère la peau et donne lieu à des ulcérations fongueuses qui sont le siège d'abondantes hémorrhagies. En même temps le santé générale s'affaiblit, les forces diminuent et le visage revêt bientôt une teinte jaune-paille caractéristique. La récidive est la règle dans le cancer. Elle se produit soit dans les ganglions, soit dans les tissus voisins. Quant à la guérison complète, on peut affirmer qu'elle n'a jamais été obtenue. Pour les tumeurs fibro-plastiques, le début est très lent dans la généralité des cas. Habituellement il n'existe pas de douleur au niveau du néoplasme, pas d'engorgement ganglionnaire.

Bien souvent aussi on ne constate aucune adhérence à la peau, aucun changement dans l'état général. La guérison a lieu assez souvent et la récidive n'est pas fatale. Mais si la plupart du temps il est facile d'établir une délimitation rigoureuse entre le cancer et la fibro-plastie il existe des cas où le diagnostic ne peut être fait que grâce à l'examen histologique. C'est alors qu'on voit ces tumeurs devenir le siège de douleurs lancinantes, l'appétit se perdre, les forces diminuer, la récidive se faire avec une ténacité désespérante et la généralisation elle-même se produire. En présence de ces difficultés il faut toujours se reporter à la marche de la maladie, à l'absence d'engorgement ganglionnaire et à l'intégrité de la peau.

Quelquefois il se forme au sein des tumeurs fibro-plastiques, des kystes qui augmentent le volume des parties et contribuent à leur donner la consistance de tumeurs fluctuantes.

Au nombre des tumeurs liquides qui pourraient dans ce

cas être confondues avec les fibro-plastiques nous trouvons les kystes hématiques et les kystes hydatiques.

S'il s'agit d'un kyste hématique, les commémoratifs, chute, existence antérieure d'une ecchymose sur le lieu où s'est développée la tumeur et encore mieux la ponction exploratrice éclaireront le diagnostic.

De même si l'on a affaire à un kyste hydatique, la ponction sera encore ici le meilleur moyen d'arriver à une certitude absolue sur la nature de la tumeur.

Nous venons de voir que le diagnostic des sarcomes externes présente quelquefois de grandes difficultés, mais il en est bien autrement encore quand il s'agit de sarcomes internes inaccessibles aux moyens d'exploration extérieure. On ne pourra alors que se baser sur des faits antérieurs analogues suivis de constatation anatomique, pour établir un diagnostic avec des probabilités suffisantes.

PRONOSTIC

Le pronostic de ces tumeurs est toujours sérieux, mais varie cependant avec certaines circonstances telles que le siège du mal, l'étendue de la lésion, l'âge du sujet. C'est ainsi que les tumeurs fibro-plastiques cutanées ou sous-cutanées présentent une gravité bien moindre que celles qui ont un siège plus profond : à ce point de vue par exemple, la kéloïde, affection en général purement locale, ne peut être comparée avec le sarcome périostique qui peut entrainer souvent la perte du membre affecté. Quelque superficielle que soit la tumeur, il faut cependant être toujours très réservé quant au pronostic, car jamais on ne peut affirmer qu'ultérieurement il ne se produira pas une généralisation dans les organes internes. L'intervention chirurgicale ne donne pas toujours des résultats heureux ; outre le danger qu'elle peut présenter quand il s'agit d'une région dangereuse, on voit bien souvent après cette opération ces productions récidiver avec une ténacité inexplicable et même se généraliser quelquefois. D'un autre côté on observe des cas où des individus porteurs de ces néoplasmes ont été opérés plusieurs fois sans que la santé générale en ait subi le moindre atteinte. Nous concluerons de tout ceci que ces tumeurs offrent un pronostic très sérieux il est vrai, mais à un degré moindre cependant que celui du cancer.

TRAITEMENT

Bien qu'il n'existe pas de spécifique de la diathèse fibro plastique, il ne faut pas pour cela renoncer au traitement général, d'autant plus qu'il existe des cas où l'on aurait vu le mal disparaître ou, du moins, s'améliorer sous l'influence de certains traitements internes. Tripier a cité un exemple dans lequel des tumeurs multiples de la peau, présentant les caractères histologiques du sarcome, auraient guéri par l'emploi de l'huile de foie de morue. Dans une des observations que nous relatons, M. Millard a vu, sous l'influence de l'usage interne de la teinture d'iode à la dose de quinze gouttes par vingt-quatre heures, une amélioration se produire chez une malade déjà arrivée à une cachexie des plus avancées. M. le professeur Laboulbène a observé également chez un autre malade atteint de sarcomes multiples de la peau et du foie, la rétrocession de ces tumeurs se produire à la suite d'un traitement ioduré. Enfin, dans ces derniers temps, Kobner a obtenu, grâce à l'emploi de la liqueur de Fowler en injections hypodermiques, une guérison relatée dans les *Annales de dermatologie* de 1883.

A l'usage des préparations à base d'iode et d'arsenic, on joindra en même temps les reconstituants sous toutes les formes : sirop d'iodure de fer, vin de quinquina, etc.

Le traitement local consistera en applications de pommades iodurées, mercurielles, d'emplâtres à base d'iodure de plomb, tout en ayant soin d'éviter l'emploi de substances capables d'irriter fortement ces tumeurs, car alors il serait préférable de rejeter absolument tout traitement local.

Les ponctions, les piqûres, les cautérisations superficielles, les explorations répétées devront être évitées.

Si l'on se décide à intervenir chirurgicalement, ce qui est encore la meilleure voie à suivre dans le cas de tumeurs bien limitées et non généralisées, il faudra, tout en ayant égard à l'âge du sujet et à son état de santé actuel, pratiquer l'ablation aussi étendue que possible pour se mettre à l'abri des récidives. Suivant les cas, on emploiera les caustiques, l'instrument tranchant, la ligature ou l'écrasement.

CONCLUSIONS.

De l'étude à laquelle nous nous sommes livré nous croyons pouvoir tirer les conclusions suivantes :

1° Le système veineux est la voie par laquelle se propagent le plus ordinairement les tumeurs fibro-plastiques.

2° La récidive est fréquente, mais non fatale comme dans le cancer.

3° La généralisation respecte presque toujours le système ganglionnaire, mais elle affecte un siège de prédilection marqué pour les poumons.

4° Il existe entre la diathèse cancéreuse et la diathèse fibro-plastique une certaine analogie qui peut donner lieu à des confusions.

5° Les tumeurs fibro-plastiques sont susceptibles sous l'influence d'un traitement interne, de rétrocéder pendant un certain temps et même dans quelques cas exceptionnels de disparaître complètement.

Observation I

(Millard, *Société médicale des hôpitaux*, séances du 28 mai
et du 27 novembre 1880).

Diathèse sarcomateuse : Vaste sarcome du foie datant de 3 ans avec tumeurs
sarcomateuses multiples du tissu cellulaire sous-cutané. Autopsie.

Meunier (Augustine), 40 ans, ménagère, est entrée à Beaujon, le 21 août 1878, salle Sainte-Claire, n° 33, dans le service de M. Moutard-Martin, actuellement service de M. Millard.

Cette femme qui est très intelligente, nous raconte nettement son histoire. Sa mère est morte à 58 ans d'un cancer de la matrice; ses autres parents ou collatéraux, sont morts, mais de maladies accidentelles et non diathésiques. Elle-même pendant son enfance a présenté des manifestations scrofuleuses, gourmes, glandes, maux de gorge, des affections intestinales pour lesquelles, à plusieurs reprises, on lui a appliqué des sangsues. Plus tard elle ne se ressent plus de la maladie constitutionnelle qui s'était manifestée dès son jeune âge, elle a des ulcérations de la matrice qui nécessitent plusieurs cautérisations. Elle n'a eu ni enfants ni fausses couches; elle n'est plus réglée depuis trois ans, et on serait assez tenté de faire remonter sa maladie à cette date.

Ce n'est cependant qu'il y a dix-huit mois qu'une tumeur a été constatée par elle au niveau du creux de l'estomac. A cette époque, les digestions étaient mauvaises, la malade éprouvait des tiraillements d'estomac, avait des besoins irrésistibles de manger, et, à peine à table, n'avait plus d'appétit; plusieurs fois elle a vomi ses aliments et de la bile. Entrée à l'hôpital dans le service de M. Lefort pour sa tumeur, qui s'était étendue vers la droite, elle part bientôt au Vésinet d'où elle revient avec une pleurésie double (mois d'août) constatée par M. Raymond, pleurésie qui aurait disparu rapidement et sans médication appropriée (gouttes noires).

1879. — Le 7 janvier, nous examinons la malade, et voici ce que nous constatons :

Nous sommes en présence d'une personne non amaigrie, aux couleurs fraîches, ayant absolument l'apparence d'une femme en bonne santé.

La malade attire immédiatement l'attention vers une tumeur abdominale. Celle-ci, reconnaissable à la seule inspection, fait une saillie volumineuse au niveau de l'hypochondre et du flanc droits; cette saillie est visible en avant et latéralement. Par la palpation, il est permis de limiter la tumeur, d'en suivre les contours. Voici ce que l'on trouve. En haut, la tumeur se confond avec le foie et semble s'insinuer sous les fausses côtes , en bas, elle se termine en s'arrondissant au niveau d'une ligne horizontale passant par la crête iliaque droite ; à gauche, dans toute la portion sous-ombilicale, elle ne dépasse pas la ligne médiane ; au-dessous de l'ombilic, son bord se porte rapidement à gauche et vient se perdre dans les fausses côtes gauches, à droite, la tumeur fait une forte saillie en repoussant la paroi abdominale. Celle-ci paraît indépendante de la tumeur ; car, dans les mouvements respiratoires on sent nettement la tumeur se déplacer derrière elle.

La matité se confond exactement avec celle du foie. Ce dernier organe ne paraît pas remonté ; sa ligne de matité supérieure s'arrête à 3 centimètres du mamelon droit.

La tumeur n'est pas sentie en arrière au niveau de la région lombaire. Il n'existe pas de zônes d'anesthésie correspondant au trajet des nerfs du plexus lombaire. La malade, cependant, se plaint de souffrir en cet endroit.

Il n'existe qu'une seule masse, présentant quelques dépressions et une tendance à la formation de lobes irréguliers. La consistance en est dure et rénitente.

En avant, et surtout à gauche, on voit sur la paroi abdominale une circulation veineuse collatérale assez développée ; le cours du sang dans les vaisseaux se fait de bas en haut. En arrière, on trouve aussi des veines plus développées que normalement. Il n'existe pas d'œdème de la paroi, il n'existe pas non plus d'œdème des jambes.

La rate a un volume à peu près normal (14 centimètres en longueur) ; elle ne dépasse pas les fausses côtes.

Indépendamment de la tumeur principale, la malade attire encore notre attention vers un certain nombre de tumeurs plus petites qui siégent en des points divers.

Dans la mamelle gauche, un lobe supérieur (peut-être s'agit-il d'une tumeur sous-cutanée ?) paraît plus dur que les autres.

L'apparition de cette tumeur a coïncidé avec celle de la tumeur principale. . .

Dans l'aisselle, à droite, plusieurs petits ganglions; plus superficiellement, une tumeur de la dimension d'une lentille; à gauche une tumeur semblable.

Au niveau du lobe gauche du corps thyroïde, on trouve une tumeur de la grosseur d'une noix suivant les mouvements du larynx pendant la déglutition. La malade s'en aperçut il y a six mois environ.

Dans les aines, quelques ganglions, mais on sent, de plus, à gauche une tumeur plus petite, qui paraît sous-cutanée, plus superficielle que les autres, tout en ayant la forme d'un ganglion.

La percussion et l'auscultation du cœur et des poumons sont absolument négatives.

Rien d'anormal dans la gorge.

Pas de troubles du côté de la sensibilité sensorielle. La malade se plaint d'un peu de vertige quand elle remue la tête.

L'appétit est conservé, les digestions sont bonnes. Il n'existe plus de douleurs épigastriques.

Nous avons cherché, dans les antécédents d'abord, puis sur la peau, le squelette, des traces d'accidents spécifiques, nous n'avons rien trouvé.

Examen des urines : ni sucre ni albumine, ni pigment biliaire. Urée, moyenne de 14 à 15 grammes par litre.

Examen du sang : avec l'oculaire 3 de Veryck et l'objectif 7, on ne trouve que cinq ou six globules blancs dans le champ du microscope ; quantité normale.

Traitement : iodure de potassium 2 grammes.

19 janvier. — Les règles (?) sont revenues peu abondantes. Pour la première fois, on constate au niveau de la fosse sus-épineuse gauche, la présence d'une tumeur rénitente de la grosseur d'une noix.

23 janvier. — Dans la fosse iliaque droite, sous la tumeur principale, on sent une autre tumeur plus petite, mamelonnée, qui paraît indépendante de le première et possède une grande mobilité.

2 février. — 3 grammes d'iodure.

3. — Découverte d'une tumeur dans la fesse gauche.

8. — Une tumeur de l'aine gauche est enlevée par M. Le Fort, et l'examen en est confié à M. Malassez.

12. — En dedans du bord interne de l'omoplate droite, tumeur du volume d'une lentille.

20. — Un peu au-dessous de la précédente, nouvelle tumeur sous-cutanée.

21. — M. Malassez ayant demandé une tumeur qui sûrement ne fût pas ganglionnaire, nous enlevons la tumeur du dos. Elle est arrondie, de la dimension d'une lentille, blanche, donne peu de suc à la coupe et se trouve absolument mobile dans le tissu cellulaire.

Examen des tumeurs par M. Malassez

1° Tumeur sous-cutanée (région dorsale) entièrement composée de cellules fusiformes, (éléments fibro-plastiques de Lebert) disposées par faisceaux dirigés en différents sens, en sorte que, sur une coupe, on a la vue des faisceaux coupés en différents sens longitudinalement, transversalement ou obliquement, Il existe très peu de vaisseaux conjonctifs et les vaisseaux sont pour la plupart des vaisseaux à parois embryonnaires.

En résumé, sarcome fasciculé de Cornil et Ranvier ; sarcome fuso-cellulaire de Virchow, tumeur fibro-plastique de Lebert.

2° tumeur (de l'aine gauche) dite ganglionnaire. Présente la même structure ; en certains points, on trouve des parties presque myxoma-teuses et d'autres atteintes de dégénérescence caséeuse, ou plutôt les éléments cellulaires ont subi la dégénérescence granulo-graisseuse. La substance conjonctive est un peu plus abondante. Nulle part de tissu ganglionnaire.

Si donc c'est un ganglion, il faut admettre que ce ganglion est complètement dégénéré, ou bien supposer qu'on a eu affaire à une tumeur sous-cutanée semblable à la première.

31 mars. — Depuis le mois dernier, on n'a plus découvert de nouvelles tumeurs. Aujourd'hui nous avons donc une tumeur principale

et huit tumeurs secondaires. Il y en aurait dix, si on n'en avait pas extirpé deux.

L'iodure de potassium a été porté progressivement, avec des interruptions, jusqu'à la dose maxima de 8 grammes par jour dans les mois de mars et avril ; mais les accidents dyspeptiques sont tels qu'on est forcé d'y renoncer. Aucune amélioration.

Mai 1879. — On commence la teinture d'iode (quatre gouttes) dans une potion cordiale.

Le 23 juin 1879. — La tumeur du flanc droit est beaucoup plus volumineuse et vient toucher la crête italique ; douleurs vives, découragement, dyspepsie, accès de fièvre irréguliers, amaigrissement. L'iode, dont la teinture avait été donnée de quatre à douze gouttes, et suspendue. Ascite considérable. Œdème des membres inférieurs. Pas d'albuminurie. Diète lactée.

10 juillet. — L'œdème des membres inférieurs persiste ; mais il y a moins de douleurs dans le flanc droit. État général un peu moins menaçant. Depuis trois jours, léger retour des règles. La teinture d'iode est reprise et mieux supportée. La dose est portée graduellement à quinze gouttes.

1er novembre 1879. — Depuis trois mois, une amélioration notable s'est produite. L'ascite et l'œdème des jambes ont progressivement diminué. L'appétit est revenu. Les digestions se font mieux, le teint est meilleur quoique la figure soit amaigrie et les traits tirés. Il n'y a presque plus de douleurs dans le flanc droit ni à l'épigastre. Les veines sous cutanées abdominales et thoraciques sont excessivement dilatées et forment un réseau bleuâtre très curieux. Pas de nouvelles tumeurs. Celles du foie et des régions sous-cutanées paraissent diminuées de volume, comme rétractées et indurées. Depuis quelques jours la tumeur du lobe gauche du corps thyroïde avait grossi. Quelques applications énergiques de teinture d'iode l'ont fait diminuer rapidement.

1er avril 1880. — Depuis le 1er janvier, la malade n'a présenté aucun accident nouveau, et l'amélioration notable qui s'était manifestée à la fin de l'année dernière n'a fait que s'accentuer. L'état général est très bon, l'appétit conservé, et c'est tout au plus si l'on peut constater de ce côté un certain degré de perversion, une répulsion pour les viandes.

Il n'y a jamais de vomissements, ni de diarrhée ; les selles sont régulières. A l'anémie des premiers temps a succédé un certain degré d'embonpoint et une coloration rosée de la face.

Les urines ne présentent aucun caractère anormal.

L'œdème des membres inférieurs a beaucoup diminué et ne peut être constaté que le soir après la marche. Par contre on note de ce côté des veinosités cutanées très prononcées, semblant indiquer que cet œdème était lié à un obstacle à la circulation veineuse profonde, obstacle dont les effets ont été annulés par le développement d'une circulation veineuse collatérale. Ce phénomène a été signalé antérieurement et persiste du côté de la peau de l'abdomen.

A côté de l'amendement de l'état général, il faut signaler une amélioration correspondante de l'état local. Les tumeurs viscérales et cutanées se sont contractées, et leur volume a beaucoup diminué. Cela est surtout appréciable pour la tumeur principale du flanc droit.

L'observation signale qu'au premier examen, cette tumeur descendait jusqu'à une ligne horizontale passant au niveau de la crête iliaque. Actuellement, elle n'atteint pas tout à fait une ligne parallèle à la précédente, passant par l'ombilic. Occupant presque exclusivement l'hypochondre, cette masse ne dépasse pas la ligne blanche abdominale.

Comme précédemment la tumeur ne peut être isolée d'avec le foie dont elle partage les mouvements d'abaissement et d'élévation pendant la respiration ; elle est indépendante des parois. Sa forme est irrégulière, multilobée. On sent nettement trois lobes principaux, marronnés, volumineux ; l'un d'eux, le plus élevé, semble jouir d'une certaine mobilité sur la masse principale. La consistance de la tumeur est dure, ligneuse. Supérieurement la matité du foie a sa limite normale.

Quant aux tumeurs de la peau, elles paraissent, d'après le recensement actuel, avoir augmenté de nombre, mais elles ont diminué en volume. Ces tumeurs sont pour la plupart indépendantes de la peau, développées dans le tissu cellulaire. Elles sont dures, rétractées, non douloureuses. On en compte actuellement 18 qui sont ainsi réparties :

Une à la paroi antérieure de l'aisselle gauche ; — une à la paroi postérieure de l'aisselle droite : — une au-dessus du sein gauche ; — une au niveau du cinquième espace intercostal droit ; — une dans la fosse sus-épineuse gauche, volumineuse ; une plus en dedans vers la colonne vertébrale ; — une entre l'angle inférieur de l'omoplate et la colonne à droite ; — une au milieu du bord axillaire de l'omoplate droite ; — une au niveau de l'apophyse épineuse de la douzième dorsale ; — une au niveau de la base du sacrum ; — une vers la crête iliaque droite ; quatre au niveau de la racine de la cuisse droite ; — deux, dont l'une très grosse à la racine de la cuisse gauche ; une dans le lobe gauche du corps thyroïde.

Le traitement principal, suivi par la malade depuis plusieurs mois, consiste en teinture d'iode à la dose de quinze gouttes par jour ; cette dose est maintenant réduite à sept gouttes. La malade avoue qu'elle ne prend pas toujours régulièrement sa potion ; mais ces irrégularités ne sont pas fréquentes.

6 mai. — L'état général est toujours excellent. L'état des tumeurs reste le même. Indiquons néanmoins le développement dans le lobe droit du corps thyroïde, d'une tumeur semblable aux précédentes, en sorte que cet organe semble maintenant transformé dans son entier en tissu sarcomateux.

La malade se plaint d'une douleur dans la région précordiale dont elle souffre depuis quelques jours. Cette douleur continue présente pendant la nuit des paroxysmes qui répondent, d'après sa description, à de très petits accès d'angine de poitrine : douleur rétro-sternale avec irradiation dans l'épaule gauche et angoisse respiratoire.

L'auscultation révèle une péricardite sèche, manifestée par un bruit de cuir neuf à l'origine de l'aorte et de l'artère pulmonaire. Il existe également du frottement pleurétique vers l'aisselle gauche. L'apparition de cette complication n'a été marquée par aucun mouvement fébrile, ni par aucune modification de la santé générale. On songe à l'existence possible de noyaux sarcomateux sous-séreux ayant déterminé un peu de péricardite et de pleurésie de voisinage.

Vésicatoire.

20 mai. — Les douleurs accusées par la malade sont moins vives et ne s'accompagnent plus de paroxysmes. Le frottement péricardique persiste et l'on constate de plus un bruit de souffle systolique au foyer, des bruits aortiques se propagent dans la direction de l'aorte.

La malade n'a cessé à aucun moment de se promener et de manger. C'est dire que sa santé générale est toujours excellente.

1880. — 25 juin. — L'amélioration signalée à la date du 20 mai est brusquement interrompue par une poussée douloureuse du côté des diverses tumeurs. La tumeur abdominale notamment est le siège de douleurs violentes et paraît augmentée de volume. Les nodosités sous-cutanées semblent prendre part à cette recrudescence de la maladie.

6 juillet. — Les douleurs persistent, accompagnées des troubles dyspeptiques que la malade a déjà éprouvés à plusieurs reprises. De plus, l'on constate aujourd'hui la réapparition de l'œdème des membres inférieurs.

20 juillet. — La malade se plaint moins de ces douleurs que ces jours derniers, mais éprouve une dyspnée continuelle qui l'oblige à rester assise dans son lit, soutenue par des oreillers.

Le décubitus latéral droit est impossible.

Avec ces accidents nouveaux, dyspnée, douleurs, hydropisie, il faut signaler la persistance de la dyspepsie qui est rebelle et qui consiste surtout en un dégoût très prononcé pour les aliments.

Teinture d'iode, huit gouttes et en badigeonnage; chloral, etc.

27 juillet. — Les troubles dyspnéiques persistent, surtout accentués le soir, coïncidant avec des frottements secs à la base des deux poumons, et un double souffle râpeux à la base du cœur qui pourrait bien être d'origine péricardique. La malade accuse de plus une perte de forces assez notable.

29 juillet. — Une amélioration notable se manifeste accusée par la diminution de l'œdème et un teint frais, plus coloré que ces jours derniers.

Du 1er au 20 août. — L'amélioration persiste, mais les troubles respiratoires ne s'amendent pas, consistant, d'une part, en quintes de toux accompagnées d'une expectoration de mucosités claires et filantes, d'autre part, en accès d'oppression avec crises douloureuses à l'épigastre. Néanmoins, la malade se lève se promène dans la salle. Une nouvelle tumeur a été constatée au niveau de la partie supérieure du grand pectoral droit.

Depuis quelque temps, la malade prend 12 gouttes de teinture d'iode.

22 août. — La malade a maigri. Elle accuse à nouveau les nausées et les douleurs épigastriques. Pas d'œdème.

Etat stationnaire des tumeurs, à part celle qui siège au niveau de la cicatrice du dos. Une petite nodosité s'est développée dans la cicatrice elle-même; de plus, cette tumeur du volume d'une petite noix s'est formée dans le tissu cellulaire, immédiatement au-dessous de la précédente et indépendante d'elle.

15 septembre. — Les troubles dyspeptiques et de temps à autre une crise de dyspnée sont les symptômes prédominants accusés par la malade, qui ne marche plus que difficilement. On constate de plus, la réapparition de l'œdème des membres inférieurs et d'un peu d'ascite.

10 octobre. — Une diarrhée séreuse, fréquente et abondante qui s'est montrée il y a deux jours, paraît avoir déterminé la disparition de l'ascite et de l'œdème des membres inférieurs.

Développement très marqué des veines sous-cutanées de l'abdomen et du dos.

Les troubles dyspeptiques, qui sont toujours aussi accusés, empêchent déjà depuis un certain temps l'administration de la teinture d'iode.

25 octobre. — Nouvelle exacerbation. Ascite et œdème des membres inférieurs. Anorexie complète. La malade ne se lève plus et paraît très affaiblie.

10 novembre. — Depuis le 1er novembre, la diarrhée s'est établie en permanence, et, malgré cela, l'hydropisie ne diminue pas.

17 novembre. — Diarrhée colliquative. La malade a de l'incontinence des urines et des fèces. Au dire de l'infirmière, les dernières selles étaient vertes et recouvertes de gouttelettes graisseuses jaunâtres.

Thé au rhum, Potion de Todd, etc.

19 novembre. — Mort par épuisement avec algidité progressive accusée par la malade.

Autopsie. — L'aspect extérieur du cadavre présente les deux particularités suivantes :

1° Teinte ecchymotique diffuse de toutes les parties déclives ;

2° Développement anormal avec stase des veines sous-cutanées de l'abdomen, surtout au-dessus de l'ombilic.

A l'incision des parois thoraciques et abdominales on constate que le panicule adipeux a presque complètement disparu. Un liquide citrin abondant s'échappe de la cavité abdominale, après l'incision.

Examen des viscères laissés en place et de leurs rapports avec la tumeur de l'hypochondre droit.

Les deux poumons sont manifestement refoulés en haut par l'ascite, et surtout par le développement anormal de certains organes abdominaux.

Le poumon gauche présente des adhérences néo-membraneuses avec la paroi thoracique au niveau de sa face antérieure et dans toute sa moitié supérieure. Des adhérences de même nature unissent le péricarde à la face interne des deux poumons.

Ceux-ci, surtout le gauche, sont farcis et hérissés de nombreux noyaux blanchâtres, durs, surélevés, de dimensions très diverses, depuis la grosseur d'un grain de mil jusqu'à celle d'un pois.

Le foie est jaune, granuleux, de volume normal.

Au-dessous du foie, entre cet organe et le colon transverse, l'on voit une tumeur occupant tout l'hypochondre droit, et limitée, du moins dans ses parties appréciables à la vue et non recouvertes par l'intestin, en dedans par une ligne verticale correspondant à la ligne blanche, en bas par une ligne horizontale passant par l'ombilic. Le bord inférieur du foie la recouvre et ne présente avec elle aucune adhérence. La tumeur en est séparée, à sa partie la plus externe, par la vésicule biliaire dont la coloration s'est transmise aux parties contiguës du néoplasme.

L'intestin est refoulé en bas.

— 43 —

Le grand épiploon plonge par son bord inférieur dans le petit bassin, et y est fixé par quelques adhérences.

Examen et isolement de la tumeur de l'hypochondre droit.

La tumeur est très adhérente à toutes les parties qui l'entourent, spécialement au foie, à l'épiploon gastro-hépatique, au duodénum, au pancréas. Mais tous ces organes peuvent en être séparés par la dissection et n'ont contracté avec elle que des connexions secondaires.

La tumeur est rétro-péritonéale, et se trouve contenue dans une loge très nette qui n'est autre que la loge du rein ; une capsule fibreuse la limite de toutes parts, et cette capsule est sans doute développée au dépens de la capsule adipeuse du rein. A sa partie postérieure, elle n'est séparée des aponévroses musculaires que par un peu de tissu cellulaire lâche, infiltré de sang.

Les connexions de la tumeur avec le foie sont intimes ; elle paraît suspendue à sa face inférieure. En avant, les adhérences se laissent détacher aisément avec le manche du scalpel. Vers le bord postérieur, la capsule de la tumeur revêtue du péritoine qui se réfléchit à ce niveau pour venir tapisser les parties antérieures du foie, semble se confondre avec la capsule de Glisson. Ce n'est qu'après une dissection minutieuse que l'on arrive à isoler les deux capsules et l'on constate alors qu'elles sont indépendantes. La tumeur s'est creusée à la face inférieure du lobe droit et au niveau du lobe de Spigel une sorte de loge qui a remplacé les saillies et les dépressions normales de cette région. Le rein et la capsule surrénale du côté droit n'occupent plus leurs facettes de la face inférieure du lobe droit du foie.

Ainsi que nous allons le voir, ces organes sont refoulés par la tumeur jusque vers la fosse iliaque, mais, fait important, sont renfermés avec elle dans une même enveloppe fibreuse.

La tumeur, isolée des organes qui lui étaient adhérents, présente le volume d'une grosse tête d'adulte. Elle pèse 2,650 grammes. Sa forme est du reste très irrégulière. Elle se compose d'une masse principale et inférieure, la plus volumineuse, mesurant 47 centimètres de circonférence, et de plusieurs masses arrondies, moins considérables, qui étaient contiguës au foie. Ce sont elles qui donnent à la tumeur l'aspect multilobé dont on avait la sensation nette au palper abdominal pendant la vie de la malade. Dans son ensemble, la tumeur a une longueur qui atteint environ 35 centimètres.

Le revêtement capsulaire de la tumeur est complet, d'où son aspect lisse ; cependant, vers sa partie supérieure, on voit quelques fongosités exubérantes qui paraissent prêtes à perforer la loge fibreuse.

Celle-ci étant ouverte à sa partie inférieure où elle n'est pas adhérente à la tumeur, l'on tombe sur un rein réduit au volume d'un œuf de pigeon, mais absolument normal dans sa constitution, ainsi qu'on le constate en faisant une coupe de l'organe suivant son grand axe. Il n'y a ni hydronéphrose ni atrophie par refoulement de la substance glandulaire, mais diminution de volume du rein dans toutes ses parties. Les vaisseaux et l'uretère se retrouvent au niveau du hile. De plus, vers l'extrémité supérieure de ce petit rein, on voit la capsule surrénale indépendante comme le rein de la tumeur.

Le rein, la capsule surrénale et la tumeur sont donc renfermés dans une même loge fibreuse ; mais le néoplasme est séparé de ces organes par une nouvelle capsule fibreuse qui lui est intérieurement adhérente. C'est la capsule propre du sarcome qui se laisse décortiquer après certains efforts. Cette capsule n'est pas unique, ou du moins elle envoie dans la masse de la tumeur des prolongements qui la cloisonnent et en délimitent les lobes, en sorte qu'il semble que chaque lobe possède une capsule spéciale.

Examinée sur une coupe faite suivant son grand diamètre, la tumeur présente l'aspect suivant :

La consistance et la coloration sur presque toute son étendue est celle du tissu fibreux. Peu de vaisseaux. La coloration générale est d'un blanc rosé, mais n'est pas uniforme. Sur certains points se trouvent des îlots jaunâtres probablement constitués par de la graisse. De plus, tandis que des parties considérables de la tumeur sont exclusivement formées d'un tissu fibreux dense et serré, d'autres se distinguent par un aspect spécial. A leur niveau, l'on pourrait dire que le tissu néoplasique se compose de deux espèces de substance : l'une corticale, jaunâtre, un peu plus molle, rappelant par ses contours et ses irrégularités les caractères de la substance corticale des circonvolutions, l'autre centrale, fibreuse et grisâtre comparable à leur substance médullaire.

On ne constate sur la coupe principale ni ramollissement, ni dégénérescence kystique de la tumeur.

Ainsi qu'il était facile de le prévoir, des noyaux de généralisation, comparables, par leur aspect et leur structure, à la tumeur principale, existent en divers points de l'économie.

1° *Dans les poumons*. — C'est à leur surface et dans leur épaisseur que la généralisation est la plus marquée. Ils sont absolument farcis de nodosités blanches et dures de volume variable ; les unes grosses comme des grains de mil et des pois, d'autres atteignant le volume d'une noisette et même d'une noix. Les plus nombreuses se trouvent au niveau de la face diaphragmatique des poumons et dans les scissures interlobulaires. Des végétations volumineuses et pédiculées s'observent vers leur bord postérieur et présentent quelques adhérences secondaires avec la plèvre pariétale. Un fait négatif important à noter, c'est l'absence de lymphangite à la surface des plèvres, comme à la surface du péritoine.

2° *Dans la veine-cave inférieure*. — Si les lymphatiques paraissent indemnes, il n'en est pas de même du système veineux. Au moment où l'on se dispose à couper la veine-cave inférieure au niveau de son abouchement avec l'oreillette droite, on constate que ce tronc veineux est rempli d'un bourgeon sarcomateux dur et lobulé qui a pris naissance sur la paroi et se prolonge dans la partie de la veine qui est contiguë au foie et à la tumeur de la loge rénale ; les connexions de la tumeur avec la veine-cave sont du reste si intimes qu'à un moment donné, il est presque impossible d'isoler le vaisseau.

3° *Dans le foie*. — Celui-ci ne présente que deux petits noyaux tout-à-fait superficiels à sa face inférieure dans les points qui étaient contigus à la tumeur.

Le parenchyme hépatique est graisseux et présente un léger degré de cirrhose.

4° *Dans le rein gauche.* — Un seul petit noyau au niveau de la zone limitante.

Le rein ne présente pas l'hyertrophie à laquelle on aurait pu s'attendre, son congénère étant réduit à un volume presque insignifiant. De plus, il est le siège d'altérations évidentes, consistant, d'une part en une anémie de sa substance corticale, d'autre part, en points hystiques de la grosseur d'une lentille occupant sa substance corticale.

5° *Dans le corps thyroïde.* — Trois noyaux tout petits dans son lobe droit, un seul dans son lobe gauche. L'organe est, du reste, très peu développé.

6° *Dans les ganglions mésentériques et de l'aîne.* — Tous ces ganglions sont blancs, légèrement augmentés de volume, durs à la coupe.

7° *Dans le tissu cellulaire sous-catané.* — En enlevant plusieurs des tumeurs sous-cutanées observées pendant la vie, on constate que ces tumeurs étaient bien développées dans l'épaisseur de la peau.

Toutes ces tumeurs présentent ce caractère commun d'être enveloppées, comme la tumeur principale, d'une capsule fibreuse. On détache successivement pour l'examen, les masses volumineuses qui s'étaient développées de chaque côté du corps thyroïde, les deux tumeurs de la cicatrice du dos, la plus superficielle adhérente à la peau, l'autre libre dans le tissu cellulaire, enfin, la tumeur volumineuse de la fesse gauche. Celle-ci est ramollie à son centre et le siège d'une dégénérescence kystique avec foyer hémorrhagique ancien ; le sang qui y est contenu présente, en effet, la couleur chocolat des vieux kystes sanguins.

La rate, l'estomac, l'intestin, ne présentent aucune altération appréciable.

Le cerveau, les méninges, la boîte crânienne sont également indemnes.

L'utérus est le siège d'un corps fibreux sous-maqueux, de la grosseur d'un œuf de poule.

L'ovaire droit, doublé de volume, laisse écouler à la coupe, une substance graisseuse et jaunâtre semblable à la matière crétacée et mélangée de nombreux poils. Il existait donc dans cet ovaire, un kyste dermoïde.

L'ovaire gauche est le siège d'un kyste folliculaire simple de la grosseur d'une amande.

Examen histologique de la tumeur principale.

Cet examen a été fait à l'aide de fragments recueillis sur différents points de la tumeur, afin d'en analyser les divers aspects ; ces fragments ont été durcis par l'acide picrique, la gomme et l'alcool ; ces coupes colorées par le pirocarmite d'ammoniaque, ont été montées dans la glycérine.

Il résulte de cet examen, que la tumeur principale, comme les tumeurs sous-cutanées examinées pendant la vie, par M. Malassez, est constituée par du sarcome fasciculé ou fibroplastique. Les éléments typiques de cette tumeur sont en effet des cellules fusiformes renfermant un ou deux noyaux avec nucléole, placées bout à bout et juxtaposées d'une manière régulière, pour constituer des faisceaux.

Les nombreux vaisseaux observés sur la coupe ne possèdent d'autre paroi qu'en endothélium directement en contact avec des éléments fusiformes ou avec du tissu fibreux : c'est ce qui achève de caractériser le sarcome. Enfin, la tumeur est partout revêtue d'une capsule formée de tissu fibreux, mais renfermant d'assez nombreuses fibres élastiques, reconnaissables à leurs ondulations et à leur coloration jaunâtre ; ces fibres élastiques occupent la couche la plus profonde de la capsule.

Mais indépendamment de ces caractères fondamentaux, on observe sur les coupes faites sur des fragments provenant des diverses régions de la tumeur, des aspects variés qui montrent, en quelque sorte, les différents âges du sarcome.

Des travées fibreuses épaisses sillonnent la tumeur en tous sens, limitant de véritables petits lobules ; ces derniers, exclusivement constitués par des élément= fusiformes. Dans l'épaisseur du tissu fibreux, l'on voit encore, çà et là, de petits groupes de cellules fusiformes marquant en quelque sorte le passage de ces éléments à l'état de tissu fibreux. Sur certains points, notamment à la partie supérieure, la tumeur, ainsi que le faisait prévoir l'examen microscopique, est formée d'une manière prédominante par ce tissu fibreux, tandis que les éléments fusiformes sont disséminés et peu abondants. Au contraire, les parties inférieures de la tumeur, les plus récentes, présentent, à l'examen, de nombreux lobules presque exclusivement formés de cellules fusiformes.

On voit encore, au niveau de ces parties jaunâtres et molles signalées dans l'observation, de nombreuses cellules rondes mêlées aux cellules fusiformes et surtout nombreuses et serrées immédiatement sous la capsule. Les éléments embryonnaires représentent évidemment le premier âge de la tumeur et indiquent, à ce niveau, une évolution et un accroissement continus.

Sur les divers fragments examinés, il n'existait aucun élément appartenant à un organe ou à un tissu autre que le tissu conjonctif. Il semble donc bien que la tumeur se soit développée primitivement aux dépens de ce tissu.

Observation II (personnelle).

Sarcomatose cutanée généralisée. Ecchymoses multiples. Cachexie. Mort.

Antoinette V..., âgée de 60 ans, cuisinière, entre à l'hôpital Saint-Louis le 30 mars 1883, salle Henri IV n° 49, service du Dr Guibout.

Antécédents héréditaires. — Son père est mort à un âge très avancé après trois jours de maladie ; sa mère a succombé à une affection du rectum sur la nature de laquelle elle ne peut nous donner aucun renseignement.

Mariée à 24 ans notre malade a eu six enfants dont un seul a survécu les autres sont morts en bas âge d'affections aiguës. Réglée très régulièrement jusqu'à l'âge de 48 ans, elle n'a éprouvé depuis la ménopause aucun trouble du côté de l'utérus. Aucune trace de syphilis. Sa santé a toujous été excellente jusqu'à il y a deux ans environ. Depuis cette époque elle ressent des douleurs vagues accompagnées d'un affaiblissement général dont elle ne peut expliquer la cause. Ces douleurs s'étant localisées à la jambe et au pied gauche elle alla consulter à l'hôpital Cochin où on lui appliqua quelques pointes de feu qui en amenèrent la guérison.

Il y a un an, elle constata par hasard l'existence de petites nodosités sur le cou et sur la face antérieure des avant-bras au niveau des articulations du coude. Ces tumeurs n'étaient pas douloureuses. Aucun traitement rationnel ne fut suivi relativement à cette affection. Presque en même temps elle s'aperçut de troubles de la vue si prononcés qu'il ne lui était plus possible de lire ou de se liver à un travail un peu minutieux. Effrayée, elle alla consulter un oculiste qui lui fit appliquer des sangsues aux tempes, lui prescrivit des instillations de sulfate d'atropine et lui conseilla de porter des conserves bleues. Quelques mois plus tard, tourmentée par des névralgies de la face, par une insomnie persistante et par une diminution graduelle de ses forces elle se décida à entrer à l'hôpital Laënnec dans le service du docteur Ferrand où on la traita par des vésicatoires à la tempe, des bains sulfureux et des frictions de térébenthine. La malade nous raconte également qu'on lui avait enlevé une de ses tumeurs afin de l'examiner. Nous apprenons en effet, grâce à l'obligeance de M. Paul Legendre, interne du service auquel nous sommes attaché, que M. Legroux suppléant M. Ferrand pendant les vacances avait excisé une des tumeurs du cou et que l'examen histologique confié à M. Dubreuil, interne des hôpitaux, avait démontré qu'elle était composée de traînées de cellules embryonnaires séparées par des faisceaux de tissu conjonctif, ce qui permettait de considérer ces productions comme des sarcomes (la pièce est du reste conservée à l'ôpital Laënnec dans le laboratoire de M. Legroux).

Voici quel est l'état actuel de la malade au moment où nous l'examinons. Le visage est complètement décoloré, les orbites sont profondément excavées, l'orifice palpébral rétréci, les tempes déprimées et la peau de ces régions ne présente pour ainsi dire plus de mobilité. Les pupilles sont peu sensibles à la lumière, les cornées sont saines et on ne trouve aucune inflammation de la conjonctive. L'orifice pupillaire paraît rétréci. Les muqueuses buccale et conjonctivale sont décolorées également.

Le cou est parsemé de nodosités de volume et de forme à peu près identiques. Ces petites tumeurs nombreuses à la face postérieure du cou sont en nombre considérable sur les parties latérales, principalement du côté gauche, dans l'espace situé en arrière du sterno-mastoïdien. On en trouve quelques-unes seulement dans les régions sus et sous-hyoïdiennes. Sous la face antérieure du thorax on en compte environ une vingtaine disséminées çà et là. Dans les aisselles principalement à gauche, elles sont groupées en grand nombre, et paraissent constituées aux dépens des ganglions de la région. Les mamelons sont fortement rétractés et attirés en arrière par un néoplasme de la grosseur d'un œuf environ, de forme irrégulière et de consistance assez ferme. Du côté du sein gauche qui est le siège de douleurs violentes, on peut voir une dilatation très prononcée des veines de cette région, dilatation qu'on ne trouve pas du côté opposé. A la face postérieure du tronc, tumeurs multiples au nombre de trente à quarante dans la région lombaire. Quelques nodosités à la face antérieure des bras au niveau de la saignée, et de distance en distance, petits noyaux de consistance ferme perceptibles sur les membres inférieurs.

Toutes les tumeurs dont nous venons de parler, à l'exception de celles du sein ont un volume de la grosseur d'une noisette. La plupart sont arrondies, quelques-unes sont allongées transversalement. Elles sont presque toutes adhérentes à la peau qui à ce niveau n'est ni ulcérée ni œdématiée. Leur mobilité sur les parties profondes est manifeste. Aucune douleur ni spontanée ni provoquée au niveau de ces tumeurs. Quelques élancements seulement dans le sein gauche. Sur diverses parties du corps on constate la présence de petites ecchymoses à diverses périodes de régression ; il en existe une des plus prononcées sur l'épaule gauche. Depuis plusieurs semaines les membres inférieurs sont légèrement enflés et la peau conserve l'empreinte du doigt principalement au niveau des malléoles. Nombreuses taches purpuriques disséminées sur tout le corps et quelques cicatrices d'ecthyma sur la jambe gauche. Interrogée sur la date de l'apparition des ecchymoses, la malade nous répond qu'elles n'ont coïncidé avec aucun traumatisme mais qu'elles se sont montrées à l'époque où elle a commencé à voir des épistaxis, symptôme dont nous n'avions pas encore parlé. Elle se plaint surtout d'une douleur très intense siégeant entre les épaules et s'irradiant du côté gauche du thorax en même temps qui d'une céphalalgie frontale qui lui interdit tout sommeil. L'appareil respiratoire est sain, le foie ne déborde pas les fausses côtes. La palpation ne donne pas grand résultat par suite de la difficulté qu'on éprouve à la pratiquer à travers les parois abdominales de la malade qui malgré la présence de ses tumeurs a conservé à peu près son embonpoint habituel. L'appétit est peu développé, les digestions sont difficiles et de temps en temps surviennent des vomissements alimentaires. Aucune tumeur n'est perceptible dans la région stomacale. Les battements du cœur sont assez énergiques, réguliers, cependant le premier bruit est de temps en temps dédoublé. Les urines pâles, abondantes, ne contiennent pas de trace d'albumine. Leur densité est de 1015. Deux ou trois épistaxis par jour.

Pendant tout le cours du mois d'avril on ne constate aucun changement notable dans l'état de la malade; les tumeurs restent stationnaires et nous n'en voyons pas apparaître de nouvelles malgré le soin que nous mettons à les rechercher, mais les troubles digestifs s'accentuent en même temps que les troubles cardiaques. Les épistaxis ont disparu à la suite des injections hypodermiques d'ergotine.

2 mai. — Depuis quelques jours les ecchymoses ont cessé de paraître.

6 mai. — Le bruit de galop est remplacé par un bruit de souffle tricuspidien. Irrégularité du pouls, battement des jugulaires. Le foie augmente de volume et devient douloureux. L'œdème des extrémités inférieures a gagné la partie supérieure des cuisses.

8 mai. — Le membre supérieur gauche devient le siége d'un œdème considérable avec dilatation veineuse des plus accentuées. Teinture de digitale. Potion de Tood.

23 mai. — Les urines sont examinées de nouveau sans qu'on puisse trouver la plus petite trace d'albumine. Le malade se plaignant de plus en plus de ses yeux on pratique l'examen ophthalmoscopique qui permet de constater une infiltration séreuse autour des papilles. Aucune lésion au niveau de la macula.

6 juin. — On trouve une assez forte quantité d'albumine dans les urines.

21 juin. — Douleur au côté gauche de la poitrine s'accompagnant de toux et de crachats sanguinolents. A l'auscultation on constate un peu de submatité et des râles sous-crépitants.

22 juin. — Malgré son état d'asystolie et de cachexie, la malade demande sa sortie de l'hôpital en disant qu'elle préfère aller mourir chez ses enfants.

Le 11 juillet. — Nous nous rendons à son domicile. C'est à peine si elle peut nous reconnaître et répondre à nos questions. On nous dit que depuis plusieurs jours elle ne peut plus prendre aucune nourriture. L'œdème du membre supérieur gauche a complètement disparu, les tumeurs n'ont pris aucun accroissement mais les jambes sont couvertes çà et là de phlyctènes renfermant de la sérosité sanguinolente. Nous quittons enfin la malade, pensant que la terminaison fatale ne peut se faire attendre plus de deux ou trois jours; en effet, nous apprenons qu'elle a succombé le 15 juillet.

INDEX BIBLIOGRAPHIQUE

Lebert. — Recherches sur les tumeurs fibro-plastiques (Bull. de la Soc. de chir. 1852. Comptes rendus des séances de la Soc. de Biologie, 1852. Traité d'anat. path. spéciale et générale, Paris 1857.

Paget (J). — Lectures on surgical pathol., London 1853.

Follin (E). — Du cancer, du cancroïde épithélial et du tissu fibro-plastique au point de vue de la clinique et de la micrographie pathologique (Arch. de méd., décembre 1854). Pathol. externe, t. I, Plasmome.

Verneuil (A). — Quelques propositions sur les fibromes ou tumeurs formées par les éléments du tissu cellulaire, avec des remarques sur la nomenclature des tumeurs (Mém. de la Soc. de Biologie, 1855. Revue mensuelle de méd. et de chir., 1878.

Nélaton (Eug.). — Tumeurs à myéloplaxes, thèse de doctorat, Paris, 1860.

Carrera. — Les tumeurs fibro-plastiques, thèse de Paris, 1865.

Richard. — Les tumeurs myéloïdes, thèse de Strasbourg, 1867.

Lannelongue (de Bordeaux). — Histoire des tumeurs fibro-plastiques (Mém. de l'Acad. de médecine 1867-1868, t. XXVIII.

Bourdy. — Tumeurs fibro-plastiques sous-cutanées des membres, thèse de Paris, 1868.

Virchow (R.). — Pathol. des tumeurs, trad. par Aronssohn, t. II, Paris, 1869.

Rindfleisch (E). — Traité d'histologie pathologique, traduit par Gross, Paris, 1873.

Billroth. — Pathologie chirurgicale générale, trad. française, Paris, 1874.

Lancereaux. — Traité d'anatomie pathologique, art. fibromes embryonnaires, Paris, 1875, t. I, p. 363.

Vallery. — Tumeurs fibro-plastiques, thèse de Paris 1876.

Gross (S. W.). — Sarcome of the longbones, based upon a study of one hundred and sixty fine cases (American Journal of the medical Sciences, 1879).

Hénocque. — Dict. encyclop. des sciences méd. ; art. Sarcome, Paris 1879.

Schwartz (Ed.). — Des ostéo-sarcômes des membres, thèse de concours pour l'agrégation, Paris, 1880.

Le Maréchal. — Étude histologique et clinique de certaines tumeurs d'origine primitive intra-musculaire, thèse de Paris, 1880, avec planches.

Cornil et Ranvier. — Manuel d'histologie pathologique, 2e édition, t. I. p. 144, Paris 1881.

Broca. — Classification des tumeurs. In Traité des tumeurs t. 1er p. 130.

Broca. — Infection générale et généralisation Ibid. ; p. 289.

Gosselin. — Clinique chirurgicale de la Charité, t. II p. 669.

Birkett. — Contributions to the prectical Surgery of New, on Tumour. In Guys Hospital Rep. ; 3e série, volume IV,

Imp. A. DERENNE, Mayenne. — Paris, boul. Saint-Michel, 52.

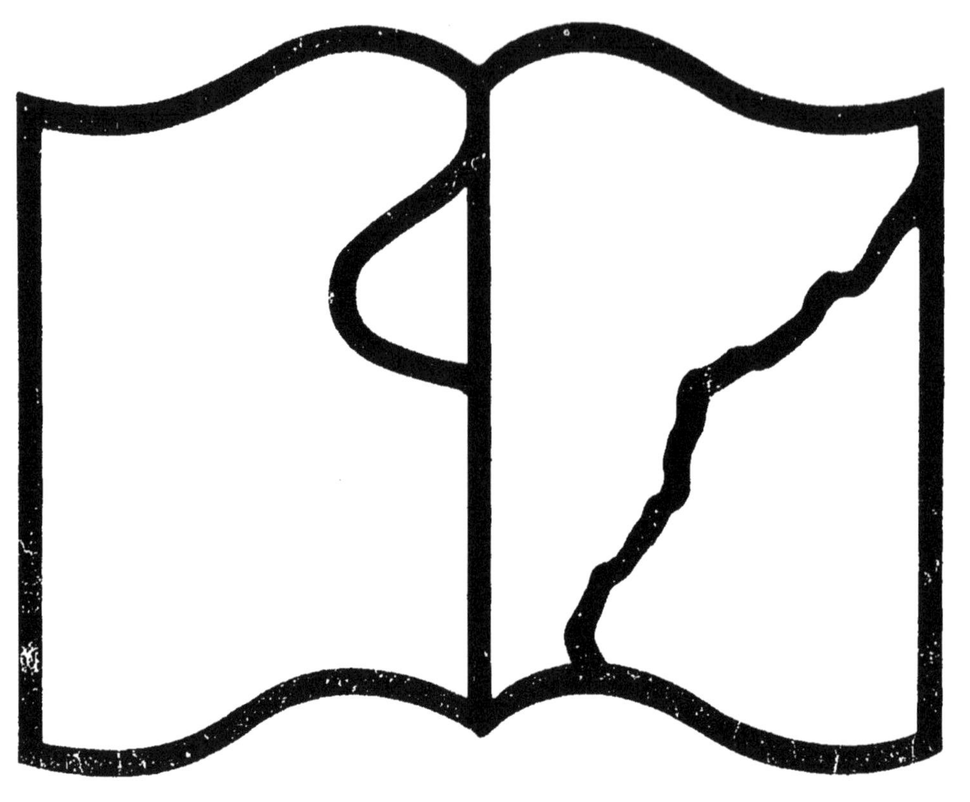

Texte détérioré — reliure défectueuse

NF Z 43-120-11

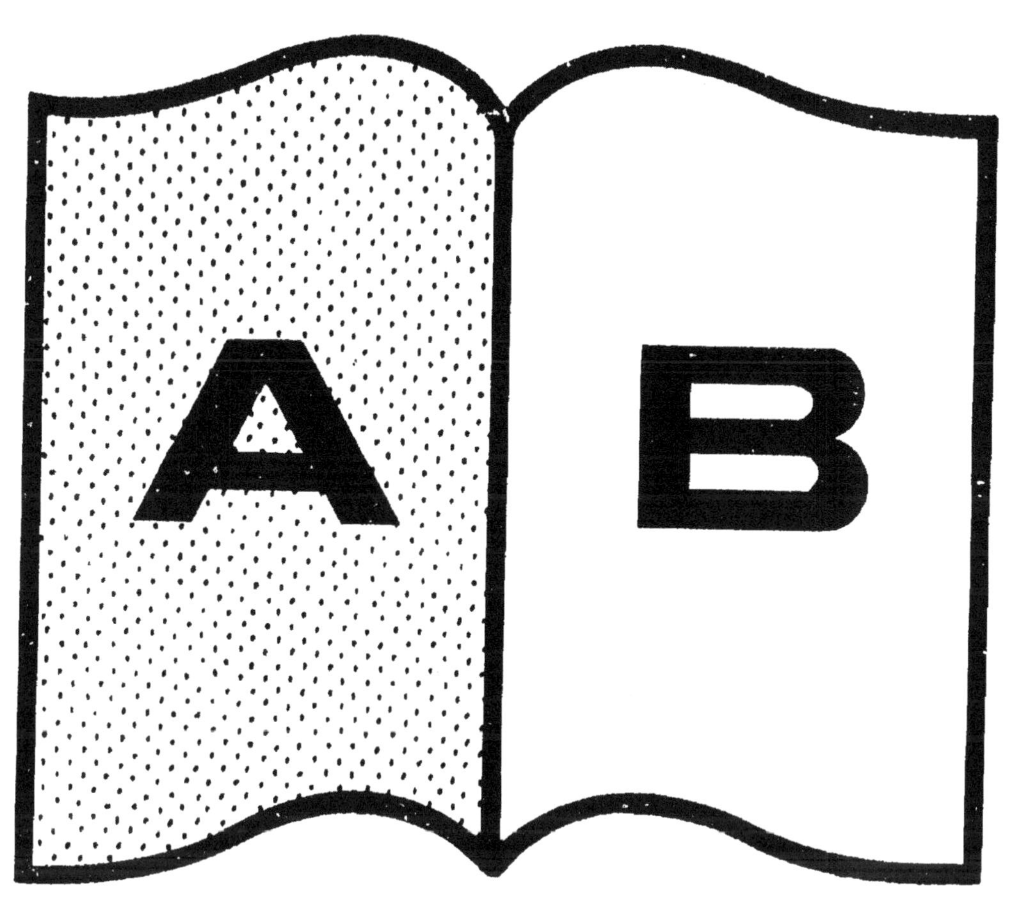

Contraste insuffisant

NF Z 43-120-14

9 782013 582216